COUP D'OEIL

SUR

LES DÉLIRES ÉPIDÉMIQUES

ENVISAGÉS AUX DIFFÉRENTS AGES DE L'HISTOIRE.

DISCOURS

Prononcé le 8 décembre 1864

A LA SÉANCE DE DISTRIBUTION DES PRIX DE L'ÉCOLE

DE MÉDECINE ET DE PHARMACIE DE TOURS

Par M. le docteur L. DANNER

Médecin en chef de l'asile d'aliénés d'Indre-et-Loire ; Professeur de physiologie à l'École
de médecine de Tours ; Secrétaire général de la Société médicale
d'Indre-et-Loire ; Ancien interne des hôpitaux de Paris, etc.

TOURS

IMPRIMERIE LADEVÈZE

1864

COUP D'ŒIL

SUR

LES DÉLIRES ÉPIDÉMIQUES

ENVISAGÉS AUX DIFFÉRENTS AGES DE L'HISTOIRE.

DISCOURS

PRONONCÉ LE 8 DÉCEMBRE 1864

A la séance de distribution des prix de l'École de médecine et de pharmacie de Tours

Par M. le docteur L. DANNER

Médecin en chef de l'asile d'aliénés d'Indre-et-Loire ; Professeur de physiologie à l'École de médecine de Tours ; Secrétaire général de la Société
médicale d'Indre-et-Loire ; Ancien interne des hôpitaux de Paris, etc.

MESSIEURS,

Au moment de porter pour la première fois la parole dans
cette cérémonie, l'embarras que j'éprouve est trop naturel pour
que j'essaie de le dissimuler.

La mission dont je me trouve investi me confère un honneur
auquel je ne saurais me montrer indifférent; j'y suis d'autant
plus sensible que je m'en sais moins digne : mais si le prix que
j'attache à cette importante prérogative a pu m'en faire oublier
un instant les périls, la solennité de cette fête, le concours
imposant des hauts fonctionnaires et des citoyens éminents
qui se pressent dans cette enceinte me ramènent aujourd'hui à
une appréciation plus exacte et plus complète des difficultés
de ma tâche, et, dès le début, je me sens arrêté par le senti-
ment profond de mon insuffisance.

1865

Combien ne dois-je pas regretter que le soin de vous adresser la parole n'ait été confié à une voix plus autorisée que la mienne? et quel besoin n'ai-je pas de me reposer avec confiance sur la bienveillance de l'assemblée qui me fait l'honneur de m'entendre, et à laquelle je viens demander quelques instants d'indulgence et d'attention?

Ce n'est pas sans quelque hésitation que je me suis décidé à aborder, dans ce discours, l'étude sommaire de certains troubles nerveux et intellectuels susceptibles de se propager épidémiquement, et l'examen des causes, presque toujours les mêmes, à la faveur desquelles ils se sont développés aux différentes périodes historiques. C'est là, Messieurs, un sujet grave, douloureux, difficile, et qui réclamerait de longs développements au lieu des rapides indications qui vont suivre. De toutes les perturbations mentales, les plus affligeantes, assurément, sont celles qui atteignent et frappent du même coup des groupes d'individus, des familles, des populations entières, des fractions plus ou moins considérables du corps social. Si je n'ai pas été retenu par la crainte d'attrister cette solennité en déroulant sous vos yeux le tableau de quelques-unes de ces défaillances de l'esprit humain, c'est que, d'une part, il n'est pas de question qui m'ait paru plus digne d'intérêt, plus capable de provoquer utilement vos méditations; c'est que, d'un autre côté, le médecin qui se livre à l'appréciation de faits dont l'organisme est le théâtre ne saurait être accusé de porter un jugement sans compétence. J'ajouterai qu'il remplit un devoir imposé par sa conscience lorsqu'il s'efforce de redresser et de combattre les erreurs d'interprétation et les préjugés auxquels l'observation de ces phénomènes a pu donner lieu.

N'est-ce pas au médecin qu'il appartient, en effet, de rechercher le mal, de le signaler, d'en prévoir les conséquences et d'en indiquer, s'il le peut, le remède? De nos jours, comme au temps du poète Lucrèce, n'est-il pas évident que c'est à la médecine, à l'hygiène morale, à l'esprit philosophique qu'il convient de demander la guérison de ces aberrations, isolées ou collectives, dont l'humanité a si fréquemment donné le spectacle?

> « . . . *Mentem sanari corpus ut ægrum*
> « *Cernimus, et flecti medicinâ posse videmus.*»

Les délires épidémiques éclatent à toutes les époques, et les siècles les plus éclairés n'ont pas le privilége d'échapper au fléau. Mais c'est surtout à certaines périodes de surexcitation générale des esprits que le système nerveux présente les plus étranges perturbations (troubles de la sensibilité, mouvements involontaires et convulsifs, actes désordonnés, délires, illusions des sens, etc.). C'est alors que s'opère sur une plus large échelle la propagation de ces désordres intellectuels par voie imitative ou épidémique.

Parmi ces troubles, il en est qui ont revêtu des formes extraordinaires, insolites. Des phénomènes bizarres se sont produits, qui, par cela même qu'ils étaient inattendus, devaient inspirer au monde l'étonnement ou l'effroi ; et, comme les conditions physiologiques de la vie ne pouvaient fournir l'explication de ces effets singuliers, l'esprit humain, si prompt à imaginer des causes occultes, si avide du merveilleux qu'il le poursuit lors même qu'il y croit peu, dut chercher, dans l'intervention d'influences étrangères ou supérieures à l'organisme, l'interprétation des phénomènes dont la raison lui échappait. Les poètes, les historiens, les philosophes ont inscrit sur leurs tablettes immortelles la relation de ces faits extraordinaires, souvent enrichis ou dénaturés par l'imagination du narrateur : le souvenir s'en est ainsi perpétué pour qu'il nous servît d'enseignement et d'exemple, et pour que l'intelligence humaine gardât la mémoire de ses perturbations, comme le sol conserve l'empreinte ineffaçable des cataclysmes qui l'ont bouleversé.

Interrogeons l'histoire, Messieurs ; sa voix sévère nous apprendra que ces épidémies mentales, déjà bien graves par elles-mêmes et par leurs résultats immédiats, plus graves encore peut-être par les fausses appréciations et les jugements erronés qu'elles suscitent, sont toujours en rapport avec les milieux qui leur ont donné naissance ; qu'elles prennent communément la teinte des croyances philosophiques ou superstitieuses de l'époque, et sont comme un reflet des préjugés sociaux ayant cours ; elle nous fera saisir l'analogie, le lien de causalité qui rattache les unes aux autres toutes ces aberrations. La forme de l'affection se modifie suivant les circonstances dans lesquelles elle s'est développée ; ce qui est invariable, ce sont les causes que nous apercevons toujours dominant ces résultats divers ; partout et toujours, l'imagination, l'ardeur des passions populaires, le goût inné du merveilleux, l'instinct de l'imitation engendrent ces manifestations nerveuses, ces déviations morbides de l'intelligence. Ainsi, l'histoire du passé nous éclairant de son lumineux flambeau, nous retrouvons sous des formes adoucies, au milieu des splendeurs de notre civilisation moderne, les types plus ou moins effacés des épidémies désastreuses, écloses aux foyers de l'ignorance et de la barbarie. Est-ce à dire que l'humanité, réduite à l'état d'enfance éternelle, soit fatalement condamnée au supplice d'Ixion ? Injuste ou aveugle qui le croirait ! A l'heure où toutes les sciences, s'unissant pour nous inonder de leurs bienfaisants rayons, nous tracent la route dans un sillon de lumières, lorsque chaque jour qui s'écoule marque une étape de plus dans la voie du progrès, il est permis de se rassurer et de regarder l'avenir avec confiance. Soyons-en bien convaincus ; s'il était réservé à notre siècle de voir surgir encore une de ces maladies épidémiques, qui sur leur passage ont dévoré tant d'intelligences et immolé tant de victimes, moins terribles aujourd'hui seraient les conséquences du fléau ; plus circonscrits ses ravages ; plus vite aussi la maturité de la raison générale ferait justice des erreurs commises.

Et maintenant, Messieurs, permettez-moi, pour justifier le point de vue auquel je me suis placé, d'emprunter à l'antiquité, au moyen âge et aux temps modernes, quelques exemples des troubles nerveux dont il vient d'être question, en indiquant sommairement les doctrines dont ils étaient le reflet, les croyances populaires dont ils devaient être l'origine. La nature même du sujet m'impose une réserve dont je ne saurais me départir; je n'ai garde d'oublier qu'il me faut côtoyer ici ce sol brûlant qu'un philosophe a si justement appelé les terres sacrées et redoutables du merveilleux psychologique.

Dans l'antiquité païenne, toutes les maladies viennent des dieux; on les considère comme un effet de leur courroux, de même que plus tard, aux beaux jours de la médecine cabalistique et astrologique, on les fait dépendre des astres, on les rattache à l'influence des constellations.

Ce caractère surnaturel, ce *quid divinum,* ne devait-on pas l'attribuer avant tout aux affections nerveuses, si remarquables par leur bizarrerie, leur soudaineté, leurs transformations, leur cachet en quelque sorte mystérieux ? Et l'immortel génie d'Hippocrate, qui faisait si bonne justice des préjugés populaires, ne leur donnait-il pas sur ce point, par une contradiction singulière, la consécration de la science, en désignant sous les noms de *morbus sacer, morbus divinus,* la plus terrible des maladies convulsives ?

Qui pourrait dès lors se montrer surpris de ce que l'opinion vulgaire ait envisagé comme autant de punitions célestes le feu secret qui dévorait Méléagre, meurtrier de ses oncles, le désespoir et les lamentations d'Oreste poursuivi par les Euménides, la fureur d'Ajax, massacrant un troupeau, parce qu'il s'imagine reconnaître Agamemnon. Ménélas et les autres chefs qui l'ont condamné, tous ces symptômes où les yeux les moins exercés liraient aujourd'hui les plus incontestables caractères des différentes formes de délire ?

L'imagination ardente, passionnée des poètes ne voyait dans ces manifestations que des phénomènes de l'ordre surnaturel. La médecine, encore sacerdotale, s'enveloppait d'un voile mystique. Dans le temple d'Épidaure, les prêtres d'Esculape.

interprétant les songes, attiraient les pèlerins en foule ; les reptiles sacrés exécutaient des prodiges ; le dieu faisait entendre parfois sa voix mystérieuse et les cures se multipliaient.

Quelles circonstances furent jamais plus favorables aux perturbations nerveuses ? La jeune fille placée dans le sanctuaire de Delphes pour y puiser l'inspiration prophétique tombait dans un état extatique ou convulsif, et la vapeur divine l'agitant sur le trépied sacré, elle prononçait l'oracle. Le dieu refusait parfois de se manifester ; il exigeait la foi préalable ; il fallait lui plaire ; il fallait le consulter à certains jours ; il fallait l'obscurité de la grotte de Cumes ou de l'antre de Trophonius, comme s'il n'eût pas suffi de l'imposture des prophètes d'Apollon, et de l'exaltation maladive de l'intelligence chez la pythonisse pour établir une frappante analogie entre les oracles de la Béotie, cette terre privilégiée du merveilleux, et les prédictions de nos modernes sybilles !

Il serait facile de trouver dans presque toutes les cérémonies du paganisme les preuves les plus péremptoires de l'influence exercée par les pratiques superstitieuses sur l'imagination des masses, et de la facilité avec lsquelle une passion opiniâtre et violente, égarant le jugement, peut engendrer des phénomènes extatiques, des délires extravagants, des accès de fureur, se transmettant de proche en proche par la seule contagion de l'exemple.

Excitant leur enthousiasme au son du tambour et du cor, les prêtres de Cybèle, en proie à une véritable frénésie, parcouraient en dansant les bois et les montagnes, et l'exaltation, se propageant aux assistants, développait chez ces derniers les mêmes mouvements cadencés, la même agitation violente, et les sauvages fureurs dont les Corybantes étaient animés. De même, selon le récit d'Hérodote, les thyades athéniennes, dans la célébration des fêtes de Bacchus, se répandaient échevelées dans les campagnes ; et, comme poussées par une force supérieure, communiquaient à la foule leurs vertiges et leurs transports. Ces actes désordonnés, ces manifestations sauvages, qu'on peut aisément rapprocher de ce que font encore de nos jours les Derviches de l'Asie, et dont on retrouve de nombreux exemples chez toutes les populations barbares, la croyance populaire les attribuait à l'action d'une puissance surnaturelle, dominant et entraînant la volonté : le délire annonçait l'inspiration : l'extravagance s'appelait enthousiasme, et la fureur un trouble divin. Horace n'avait pas encore prononcé le *Nec Deus intersit*, et le précepte du poëte ne devait malheureusement pas suffire à ramener les esprits à une interprétation plus saine et plus naturelle de ces apparents prodiges.

Vous citerai-je encore, Messieurs, le délire épidémique qui régna, pendant plusieurs mois, à Abdère, et dont Lucien nous fait connaître les caractères ? C'était l'été ; on venait de représenter l'*Andromède* d'Euripide ; la plupart des habitants, qui, par une chaleur accablante, avaient assisté au spectacle, furent saisis d'une fièvre ardente ; ils parcouraient les rues, chantant et dansant, et déclamaient, au milieu de leurs incohérents propos, de longues tirades d'Euripide. L'hiver seul mit un terme à cette singulière perturbation. Vous parlerai-je de l'étrange maladie des Scythes, qui pillèrent le temple d'Ascalon, de l'épidémie des filles de Milet, qui, d'après Plutarque, se pendaient ou s'étranglaient par bandes, sous les yeux mêmes de leurs gardiens ? Des faits analogues se sont produits dans le Valais, au commencement de ce siècle. Que nous révèlent ces irrésistibles impulsions, sinon l'influence de la contagion morale, sinon le pouvoir de la faculté imitative, susceptible d'acquérir parfois une force et un développement tels qu'elle maîtrise la raison et anéantit en quelque sorte la volonté ?

A chaque siècle revient sa part d'erreurs et de préjugés. Rome ne devait rien enlever à l'influence que la Grèce attribuait au surnaturel dans l'accomplissement des événements terrestres. Les livres Sybillins, consultés sur un décret du Sénat dans les jours de calamités, remplacèrent le trépied de Delphes. Les divinations étrusques, les aruspices et les augures.

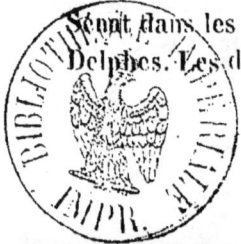

qui nous représentent aujourd'hui la plus insigne fourberie
élevée à l'état d'institution nationale et de puissance sociale,
fourniraient, à un autre point de vue, un intéressant chapitre
à joindre aux archives de la pathologie nerveuse. Plus robuste
et moins raffinée, la société romaine semblait devoir se sous-
traire aux violents écarts de l'imagination, ainsi qu'aux troubles profonds de la sensibilité; et cependant (les documents
historiques et scientifiques en témoignent), elle fut plus d'une
fois travaillée par les mêmes perturbations collectives, qui
sévirent toutefois avec moins d'intensité, moins de fréquence
que durant les siècles qui avaient précédé. Qu'il nous suffise
de mentionner ici, comme rentrant directement dans le sujet
qui nous occupe, l'affligeante épidémie dont Cœlius Aurelianus
a tracé le tableau, reproduit depuis avec ses moindres détails
dans certaines épidémies du moyen-âge. Telles devaient être,
Messieurs, telles furent toujours les conséquences de la direc-
tion vicieuse imprimée aux travaux de l'esprit, et de la tendance à substituer constamment à l'étude des sciences naturelles les pratiques de l'astrologie orientale et de la magie
chaldéenne.

Voyez l'école d'Alexandrie; suivez et comparez la marche
de la science pendant les dix siècles de sa durée. Pendant la
première période, quel resplendissant éclat! quel degré de
prospérité inouïe! quelle impulsion vive et énergique donnée à
la médecine et aux sciences naturelles! Tous les savants de
l'univers, attirés par la renommée de tant de richesses in-
tellectuelles, se donnent rendez-vous dans la ville des Ptolé-
mées, et illustrent par leurs travaux une des époques les plus
brillantes de l'histoire de l'esprit humain. Plus tard, au contraire,
lorsque cette science véritable, vigoureuse et féconde, cède
le pas aux discussions systématiques, aux théories nuageuses,
aux dissertations subtiles, aux problèmes d'une métaphysique
ardue; lorsque Plotin et Porphyre en viennent à considérer
l'extase comme une condition indispensable pour faire de bonne
philosophie, l'illuminisme, entravant tout progrès, porte le

trouble dans les intelligences les plus élevées; maitres et disciples sont tourmentés par des conceptions bizarres, des erreurs des sens, des hallucinations variées, qui présentent le caractère et portent la marque des idées et des préoccupations du siècle.

Les annales de la folie, a-t-on dit judicieusement, sont les annales de l'humanité. Au moyen âge, une révolution complète s'était opérée dans les idées, comme dans la littérature et les arts : ce fut l'époque des croyances universelles aux sortiléges et aux enchantements. Est-il besoin de dire l'impression profonde que de pareils sujets durent produire sur l'esprit de populations naïves et presque barbares ? Les délires de sorcellerie se développent alors, se multiplient, se transmettent épidémiquement et empruntent leurs caractères aux doctrines et aux préjugés en renom ; mais les phénomènes singuliers dont ils s'accompagnaient, et dont la nature morbide était ignorée, contribuaient à donner une raison d'être et en quelque sorte un cachet de certitude à l'opinion généralement répandue. Il était dans la nature des choses et dans le courant des idées qu'on attribuât ces faits insolites aux maléfices des sorciers, à leurs opérations magiques ; et c'est à ces pouvoirs occultes qu'on accorda, dans les égarements de la raison humaine, l'influence que l'antiquité réservait aux dieux.

Aussi, du xiiie au xviiie siècle, que de troubles nerveux méconnus, que d'épidémies faussement appréciées, que de prétendus criminels plus dignes de pitié que de colère, que de victimes innocentes dont la pathologie mentale protége aujourd'hui la mémoire ! L'ignorance a commis ces regrettables erreurs ; c'est elle seule, Messieurs, qu'il en faut accuser. Qui pouvait alors découvrir le point de départ de ces lésions de l'esprit, en donner l'interprétation, en démêler la valeur? A une époque où personne ne songeait à mettre en doute la validité des témoignages les plus suspects, où les récits des visionnaires étaient accueillis avec les marques d'une respectueuse admiration, la science et la raison auraient en vain jutté de concert pour assurer le triomphe de la justice et de la vérité. Mais si la raison humaine était défaillante, la science, de son côté, s'était égarée. L'astrologie orientale s'était introduite dans la médecine, et avait pris en Europe un immense ascendant : les astrologues étaient les conseillers des princes ; l'école cabalistique, pour quelque temps victorieuse, triomphait sur les ruines du dogmatisme de Galien. Les médecins, et je parle des plus illustres, Bodin, Fernel, Ambroise Paré, imbus des croyances populaires, se faisaient les auxiliaires des jurisconsultes ; et si quelques uns eurent la gloire de faire entendre une protestation, s'ils tentèrent de faire comprendre à leurs contemporains que le cerveau malade enfantait à lui seul tous ces prodiges, la vérité de leurs courageux écrits ne fut pas comprise, et leur voix généreuse et convaincue se perdit au milieu de l'entraînement général des esprits.

Jamais le trouble des idées n'avait été porté plus loin; jamais l'imagination n'avait livré au bon sens plus de combats victorieux. Quelle longue et funèbre nomenclature il nous faudrait dérouler ici, s'il pouvait entrer dans notre pensée de rappeler toutes les perturbations épidémiques qui se sont produites depuis le xiiie siècle jusqu'à la fin du xviiie, depuis les Flagellants jusqu'aux Convulsionnaires jansénistes ! Les Vaudois, dans leur délire, s'imaginent obéir aux plus épouvantables impulsions et se disent coupables d'anthropophagie. Les femmes lombardes, à l'imitation des habitantes d'Argos, dont parle Pausanias, se persuadent qu'elles sont transformées en bêtes fauves et s'accusent de dévorer les enfants dans leurs berceaux. Ces malheureux hallucinés, jouets de leurs sensations mensongères, sont crus sur leur affirmation. La monomanie de la danse règne épidémiquement en Allemagne et en Hollande; plus tard, elle se développe en Italie, et les phénomènes inexpliqués qui la caractérisent sont attribués à la piqûre de la tarentule. Dans certaines localités, des aboiements, des miaulements épidémiques se font entendre. Le délire de la sorcellerie se communique de la manière la plus terrible dans le pays de Labourd:

le vampirisme, cette horrible variété de folie nocturne, exerce sur plusieurs points ses ravages. Des crises convulsives, compliquées de désordre dans les actes, se propagent par contagion chez des enfants vivant en commun et chez des femmes adonnées à la vie contemplative. Les Camisards des Cévennes et du Vivarais se livrent à leurs gesticulations prophétiques.

En même temps, des âmes ardentes, en proie à une grande surexcitation nerveuse, acquièrent, dans la méditation et la rêverie, une puissance de mémoire inaccoutumée; des solitaires, s'abîmant dans la contemplation de l'infini, aperçoivent tout à coup devant eux la forme de l'idéal qu'ils avaient rêvé, et prennent pour des réalités les chimères de leur imagination et les illusions de leurs sens : l'extase suspend même parfois l'action du corps, bouleverse les lois organiques, et l'on voit se reproduire ces phénomènes d'insensibilité que l'antiquité avait appris à connaître devant l'autel de Diane !

Ne contestons pas, Messieurs, l'authenticité de ces faits, n'essayons pas de les rejeter, parce qu'ils choquent notre raison; mais substituons aux explications erronées de l'époque une appréciation simple des phénomènes intellectuels, des lésions de l'innervation qui tenaient sous leur dépendance ces effets inconnus ou mal analysés. C'est à ce fonds commun d'origine qu'il convient, en effet, de rattacher ces diverses formes d'épidémies. L'imagination, qui si volontiers nous transporte dans le domaine des fictions, les croyances aux fantômes, aux esprits; la terreur produite en nous par le monde fantastique que nous-mêmes avons créé; et surtout notre amour du mystérieux, de l'occulte; notre foi si docile aux choses étranges, inexplicables ou absurdes; notre désir toujours renaissant d'enchaîner la nature à notre volonté par des pratiques particulières; telles sont les causes puissantes qui, dans tous les temps et dans tous les lieux, à travers l'éternelle mobilité de nos doctrines et de nos systèmes, ont exercé sur l'esprit humain leur influence perturbatrice.

Cette influence, on ne peut le méconnaître, notre siècle la

subit encore, malgré son incontestable tendance vers les études
positives et les applications utiles. N'a-t-elle pas fait renaître
autour du baquet de Messmer la plupart des singuliers phénomènes du cimetière de Saint-Médard? N'est-elle pas l'anneau,
le lien indissoluble qui rattache aujourd'hui le magnétisme à
la tradition du merveilleux? « Il n'y a guère moyen de croire,
disait Aristote, que, dans le sommeil on puisse voir ce qui
se passe aux colonnes d'Hercule ou sur les bords du Borysthène. »
Cette réflexion d'un grand génie n'est pas moins vraie, n'est
pas moins opportune aujourd'hui qu'il y a deux mille ans.
Laissons donc de côté les prétentions exagérées du mystérieux
agent; négligeons aussi les actes d'imposture et de supercherie
qui en dénaturent trop souvent les effets; mais efforçons-nous
d'appliquer, comme précédemment, une méthode d'interprétation rationnelle aux faits réels, que nous appellerons les acci-
dents nerveux du magnétisme. Que survient-il, en effet,
qu'observe-t-on dans ce sommeil spécial, communiqué par des
procédés particuliers plutôt que par une volonté étrangère, à
des organisations nerveuses, impressionnables. je dirai presque
maladives? La perversion ou l'abolition de la sensibilité, une
délicatesse plus grande de certains sens, l'exaltation possible
d'une ou de deux facultés de l'esprit, telles que la mémoire et
la comparaison, une intuition quelquefois plus fine, des prévi-
sions souvent démenties par le fait, des erreurs grossières de
perception, des hallucinations variées, engendrées par la
surexcitation de l'état nerveux, telles sont les manifestations
qui se produisent à des degrés divers. Ces phénomènes doivent-
ils nous surprendre et ne nous sont-ils pas déjà connus? Ne les
a-t-on pas vu se produire tour à tour chez les prêtresses de
Delphes, les ascètes mystiques, les fanatiques des Cévennes,
les trembleurs de la vieille Angleterre, et plus récemment en
Norwège, chez les farouches apôtres du méthodisme? Avons-
nous oublié que, dans les troubles profonds du système nerveux, les sens peuvent acquérir une acuité, une délicatesse,
inaccoutumées? Et la pathologie ne suffit-elle pas à nous rendre

compte des faits, ainsi dépouillés de leur prestigieux appareil?

Je ne veux pas terminer, Messieurs, sans dire un mot de l'innovation américaine, qui cherche à ressusciter en Europe les pratiques de la magie orientale. L'âme, une fois séparée du corps, existerait à l'état d'esprit, ayant une vie propre et consciente, puis éprouverait, selon ses mérites, des réincarnations et des transmigrations successives. Superstition, que nous veux-tu? Il y a longtemps que les philosophes indous ont imaginé ces extravagances mystiques; il y a longtemps qu'ils ont rêvé cette *personne subtile*, intermédiaire entre l'âme et le corps, et douée de la faculté de transmigration. Eh bien! c'est avec ces esprits devenus familiers qu'il est désormais possible de se mettre en rapport; on les asservit, on les dompte; on entre en communication avec eux au moyen des objets inanimés; on évoque audacieusement les mânes des grands hommes, auxquels on prétend arracher les secrets du monde invisible. Avant l'ère chrétienne, les devins de la Scandinavie opéraient déjà ces merveilles; ils évoquaient les esprits et forçaient les morts à raconter leurs destinées. Odin lui-même les consultait souvent sur ce qui se passait dans les pays éloignés, tant il est vrai, comme le dit l'Ecclésiaste, qu'il n'y a rien de nouveau sous le soleil.

On affirme (et je cite textuellement) qu'il s'est formé aux Etats-Unis une secte comprenant cinq cent mille personnes, esprits éminents de toutes les professions. Cette secte a un conseil supérieur composé d'un nombre égal d'êtres vivants et d'âmes de morts; celles-ci font des communications à leurs collègues qui les transmettent à la société, laquelle se dirige d'après leurs avis. N'accueillons toutefois qu'avec réserve les récits merveilleux de ces séances; méfions-nous des témoins passionnés et de ceux qui ont intérêt à nous induire en erreur; méfions-nous aussi de ces mystérieux personnages, prétendus intermédiaires entre les mortels et les esprits; ils trompent ou se trompent: les uns exploitant bravement la crédulité publique; les autres, de bonne foi, et ne se doutant pas que dans leurs évocations magiques, c'est leur propre pensée qu'ils se renvoient, agrandie peut-être, rendue plus délicate parfois par la surexcitation de leur cerveau. Tenons encore en suspicion les témoins véridiques qui ont cru voir ou qui ont vu, mais qui ne savent pas interpréter. Ils sont de ceux dont parle Montaigne : « *On leur a si fort saizi la créance, qu'ils pensent voir ce qu'ils ne voyent pas.* »

Ne rions pas, Messieurs, de ces puérilités dignes d'un autre âge ; ces jeux ont aussi leurs dangers. S'il ne s'agissait ici que d'un spectacle à l'usage des Curieux de la nature, qu'il présentât un côté excentrique , extravagant ou ridicule , au fond cela importerait peu. Mais elle est déjà longue et douloureuse la liste des intelligences qui ont sombré dans ce périlleux voyage au pays de l'inconnu ! Tel qui vient en oisif, tel qui assiste en spectateur indifférent, finit quelquefois par s'entretenir avec *l'âme de la terre,* si grande est la force de l'imagination, si vif l'attrait de l'extraordinaire , si redoutable la concentration de l'esprit sur des objets de cette nature. Les plus belles, les plus hautes intelligences n'ont pas toujours été à l'abri de ces chutes. « Chez elles, dit le savant M. Lélut, la pensée , en se circonscrivant , en se repliant sur elle-même, en s'exaltant jusqu'à l'incandescence, a pris une forme qu'elle n'avait pas eue jusque-là : elle est devenue une image, un son, une odeur, une saveur, une sensation tactile. La corde trop tendue a vibré dans un mode qui jusqu'alors lui avait été étranger. L'épine s'est mêlée aux roses et aux lauriers de la couronne; et l'artiste, le poète, le savant, le philosophe, tout à l'heure la gloire du monde, est devenu l'objet de sa surprise ou de sa pitié. »

Que vos esprits éclairés méditent, Messieurs, ces éloquentes paroles ! Les illuminés d'outremer continueront de se livrer à leurs fantaisies extatiques ; pour nous, les fils dévoués du progrès et de la civilisation, sachons comprendre notre époque et la mission qui lui est imposée ; livrés à des soucis plus graves, laissons dormir les morts dans leurs solitudes muettes . et n'essayons plus de troubler par d'orgueilleuses et impuissantes évocations, la sérénité de leur repos !

Et vous, jeunes gens de cette Ecole, que les leçons du passé ne soient pas perdues pour vous ! Que sans cesse elles vous inspirent et vous guident ! Dans la carrière que vous allez parcourir, vous vous heurterez, sans nul doute, à ces sciences mensongères toujours renaissantes, qui méprisent la raison et prennent à tâche de la confondre : vous garderez le souvenir impérissable de leurs fatales conséquences et de leurs stériles efforts. « *Quod est ante pedes nemo spectat : cœli scrutantur plagas*, » a dit Cicéron. « Nous ne voyons pas ce qui est à nos pieds et nous sondons les profondeurs du ciel. »

Gardez-vous d'étouffer dans leur germe ces sublimes aspirations de votre âme tourmentée du besoin de l'infini ; mais sachez aussi regarder autour de vous. Dans les loisirs que vous laisseront vos études spéciales, que de champs ouverts à votre activité et à votre intelligence ! Cherchez des distractions utiles, élevées, dignes de vous ; dans la vaste sphère des connaissances humaines vous n'aurez qu'à choisir. En matière de sciences, de lettres, d'art, d'histoire, de critique, voyez de toutes parts cette curiosité ardente et inquiète, admirez ces fécondes merveilles de l'industrie, cette civilisation augmentant le bien-être de tous, ces flots de lumière qui luttent contre les ombres et les pénètrent ! Vos pères, Messieurs, ont accumulé pour vous ces richesses, et vous ont préparé ce saisissant spectacle. C'est à vous qu'il appartient désormais de défendre contre l'invasion des doctrines extravagantes et des sciences menteuses le précieux héritage qu'ils vous ont transmis, et d'étendre, s'il se peut, leurs glorieuses conquêtes !

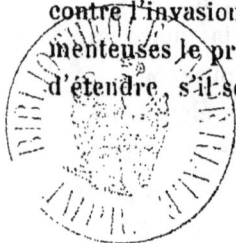

Tours, imp. Ladevôze.

www.ingramcontent.com/pod-product-compliance
Lightning Source LLC
Chambersburg PA
CBHW050359210326
41520CB00020B/6377